ALTE ZAHNÄRZTLICHE INSTRUMENTE

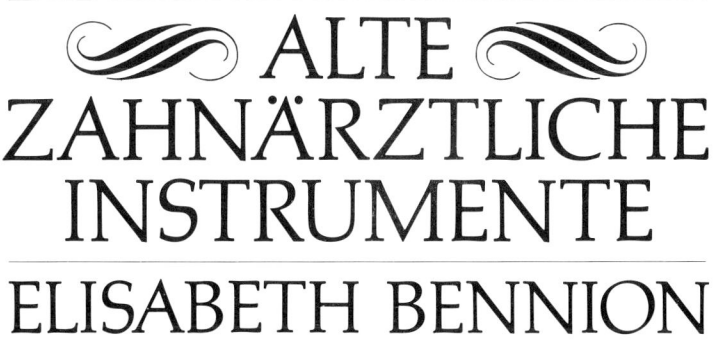

ALTE ZAHNÄRZTLICHE INSTRUMENTE

ELISABETH BENNION

DEUTSCHE AUSGABE
HERAUSGEGEBEN UND BEARBEITET
VON
MARIELENE PUTSCHER
UND
ULRICH LOHSE

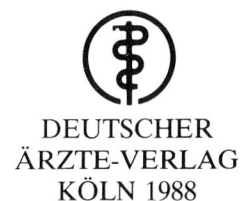

DEUTSCHER
ÄRZTE-VERLAG
KÖLN 1988

Herausgeber der deutschen Ausgabe:
Prof. Dr. med. Dr. phil. Marielene Putscher, Köln
Dr. med. dent. Ulrich Lohse, Burg auf Fehmarn

Übersetzung aus dem Englischen:
Birge Takats-Clar, Köln

Mit 185 Abbildungen, davon 23 in Farbe

ISBN 3-7691-4013-3

Die Wiedergabe von Gebrauchsnamen, Handelsnamen, Warenbezeichnungen usw.
in diesem Werk berechtigt auch ohne besondere Kennzeichnung nicht zur Annahme,
daß solche Namen im Sinne der Warenzeichen- oder Markenschutz-Gesetzgebung
als frei zu betrachten wären und daher von jedermann benutzt werden dürfen.

Das Werk ist urheberrechtlich geschützt.
Jede Verwertung in anderen als den gesetzlich zugelassenen Fällen bedarf deshalb
der vorherigen schriftlichen Genehmigungen des Verlages.

Titel der englischen Originalausgabe:
Antique Dental Instruments
First published for Sotheby's Publications
by Philip Wilson Publishers Ltd, London 1986

Copyright © by Elisabeth Bennion, London 1986

Deutsche Lizenzausgabe:
Copyright © by
Deutscher Ärzte-Verlag GmbH, Köln 1988

Gesamtherstellung:
Deutscher Ärzte-Verlag GmbH, Köln

Inhaltsverzeichnis

Geleitwort	6
1 Einführung	7
2 Extraktionsinstrumente	30
3 Bohrinstrumente, Brenneisen, Materialien für Füllungen	69
4 Künstliche Zähne	86
5 Anästhesie-Ausrüstung	102
6 Mundspiegel, Zahnreinigungsinstrumente und andere Instrumente	122
7 Mundhygiene	142
Anmerkungen der Herausgeber	155
Nachwort der Herausgeber	160
Hersteller zahnärztlicher Instrumente	167
Chronologisches Schriftenverzeichnis	213
Photonachweis	220
Personen- und Sachverzeichnis	221

Geleitwort

Techniken zum Behandeln kranker Zähne gibt es seit uralten Zeiten. Wer immer geschickte Hände hatte, konnte helfen und den Zahn, so gut es ging, entfernen. Schmerzstillende Mittel erleichterten den Eingriff. Die Goldschmiedekunst war gelegentlich nützlich, Zahnlücken zu schließen. Doch Risiken, Schmerzen und Entstellung des Gesichts, oft schon in jungen Jahren, haben das Leben der Menschen bis in gar nicht so ferne Vergangenheit erschwert.

Der Zahnarzt, der die Instrumente ansieht, die vor mehreren Jahrhunderten entwickelt wurden und in Gebrauch waren, kann sich klarmachen, daß auch er selbst heute noch damit umgehen könnte. Er versteht schnell, welches Werkzeug auch unter primitivsten Bedingungen unentbehrlich ist, auch, daß die Kollegen früherer Zeiten große Könner gewesen sein müssen.

Abbildungen alter zahnärztlicher Instrumente, wie die Sammlungen vor allem in Europa und in den USA sie zeigen, können uns mit Stolz auf unsere berufliche Tradition erfüllen. Elisabeth Bennion gebührt Dank für die Sorgfalt und die herzerfrischende Art, mit der sie uns die unvergänglichen Zeugen der Arbeit unserer früheren Kollegen präsentiert. Zugrunde liegen die wichtigen Arbeiten von Sir Frank Colyer (1913, 1938, 1952). Durch Verzeichnisse können wir uns leicht und schnell orientieren. Ein chronologisches Schriftenverzeichnis unterrichtet über einschlägige Werke seit der Mitte des 14. Jahrhunderts.

Nicht nur der traditionsbewußte Sammler kommt durch Elisabeth Bennions Werk auf seine Kosten – jeder, der an Herkunft und Werden zahnärztlicher Kunst Anteil nimmt, erhält Einblick in die Geschichte.

Das Werk ist eine kompetente Zusammenfassung, die keine wirklichen Lücken mehr aufweist, auch wenn – wie stets in der Wissenschaft – weitere Detailforschung nötig sein wird. Elisabeth Bennion ebenso wie die Bearbeiter der deutschen Ausgabe und der Deutsche Ärzte-Verlag haben ein brauchbares Handbuch über alte zahnärztliche Instrumente vorgelegt. Wir wünschen der deutschen Ausgabe weite Verbreitung vor allem unter Zahnärzten und Herstellern zahnärztlicher Instrumente. Das Buch wird das Verständnis für die geschichtlichen Ursprünge von Zahn-, Mund- und Kieferheilkunde vertiefen helfen.

Prof. Dr. med. Dr. med. dent.	Prof. Dr. med. Dr. phil.
Peter Schulz	Marielene Putscher
Verbandsdirektor der	Leiterin der Forschungsstelle für
Bundeszahnärztekammer	Geschichte und Zeitgeschichte
	der Zahnheilkunde

1 Einführung

Die Bedeutung des Zahnes in Leben und Volkskunde

In den Blütezeiten der Kultur waren schlechte Zähne wohl bekannt, doch der große Fortschritt in Kultur und Wissenschaft, der aus solchen Blütezeiten erwuchs, brachte auch Wege zur Behandlung dieser Zähne mit sich. Zwischen diesen kulturellen Höhepunkten lagen indes weite Niederungen, in denen Behandlungsmethoden stagnierten, um nicht zu sagen außer Gebrauch kamen. Im Gegensatz dazu blieb der Reichtum volkstümlicher Vorstellungen immer gleich groß, vor allem, wenn es um den Zahn und seinen wichtigen Platz im Leben ging.[1]

In frühesten Zeiten galt der Zahn als unsterblich: Wurde er dem Körper entnommen, blieb er stets gleich, er überlebte selbst das verwesende Fleisch und die zerfallenden Knochen. Der frühzeitliche Mensch schrieb den Zähnen besondere Kräfte zu, die es ihnen ermöglichten, den Veränderungen der Zeit standzuhalten. Zähne waren in der Tat etwas „Übernatürliches"; unentbehrlich in der Zeit des Lebens und über diese hinaus haltbar. Lange Zeit hindurch wurden sie mit der Sonne in Verbindung gebracht, die in den primitiven Kulturen immer als Spenderin ewigen Lebens gesehen wurde. Ihr mit unveränderlicher Regelmäßigkeit wiederkehrender Auf- und Untergang, Richtmaß im Leben dieser alten Kulturen, war das Symbol für Lebenskraft und Unsterblichkeit; dies brachte die Sonne in Beziehung zum Zahn. So wurde Zahn dann als göttlich und unter dem besonderen Schutz der Sonne stehend angesehen. Es ist daher gewiß kein Zufall, daß immergrüne Pflanzen, die aus naheliegenden Gründen in Verbindung mit der Sonnenverehrung standen, einen hohen Rang unter den Heilmitteln für Zahnerkrankungen einnahmen. Auch Samen und Wurzeln der Päonie (Pfingstrose), schon durch ihren Namen – Pään (griech. = Helfer, Arzt) ist ein Beiname des Heil- und Sonnengottes Apollon – mit der Sonne in Beziehung gebracht, gehören zu den beliebten Ingredienzien antiker Heilmittel.

Veränderungen der Ernährung, der Bräuche und der Umwelt brachten auch beträchtliche Veränderungen des Gebisses mit sich. Wenn man das Gebiß neuzeitlicher Menschen mit dem unserer primitiven Vorfahren vergleicht, fällt vor allem die unterschiedliche Größe der Zähne auf. In alten Gesellschaften wurden die Zähne ja nicht nur zum Beißen und Kauen benutzt: Sie dienten auch als Verteidigungswaffe. Der Zahn war Werkzeug, Zaubermittel und Schmuck.

Das Zeigen der Zähne ist bis heute Ausdruck des Zornes wie des Vergnügens, Demonstration körperlicher Gesundheit und sexueller Potenz. In moderner Zeit ist der Zahn zu einem Mittel der kriminalistischen Identifizierung geworden. Viele unserer gebräuchlichsten Redensarten beziehen sich auf den Zahn: „Die Zähne zusammenbei-

1 Einführung

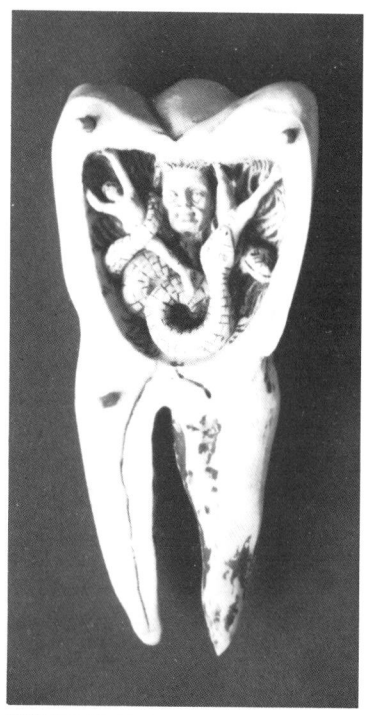

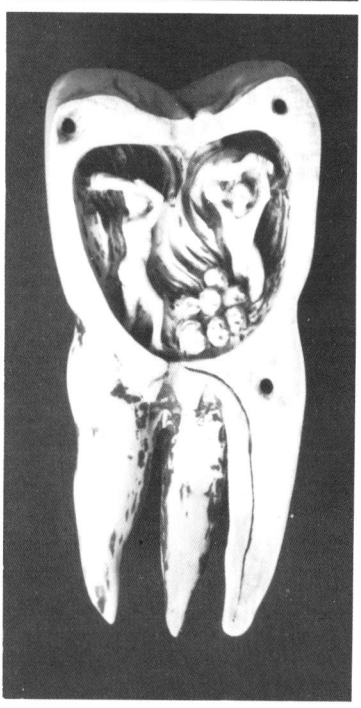

1 *Die Höllenqualen des Zahnschmerzes: der „Zahnwurm". Französische Elfenbeinschnitzerei, um 1750. (Sammlung Proskauer-Witt, Bundeszahnärztekammer Köln).*

ßen" gilt als Zeichen besonderer Tapferkeit oder unter Umständen auch der Ergebung, „die Zähne zeigen" ist ein Zeichen von Aggression; die englische Metapher „zahnen" („to cut one's teeth") steht für eine Zeit harter Prüfung und Anstrengung, die jemand durchstehen muß, um voranzukommen. „Mit den Zähnen knirschen" kann Ausdruck höchster Verärgerung sein. „Einem Zahnweh verursacht haben" kann einen Zustand der Irritation, der Kränkung oder Erbitterung ausdrücken. Herkules, von dem man glaubte, er habe drei Zahnreihen gehabt, ist zweifellos Ursprung des Ausdrucks „hardbitten" (bissig, „hart zubeißend"). Dieses Wort kennzeichnet sowohl lange, starke Zähne wie eine gemeine, aggressive Natur. „Der Zahn der Zeit" bezieht sich naturgemäß auf das Alter und das Älterwerden. In archaischen Gesellschaften wurde der Zahn von Zauberern und Medizinmännern als Symbol der Lebenskraft getragen, von jenen also, die sich bemühten, zu heilen und damit Leben in Aussicht zu stellen. Immer dort und immer dann, wenn der Glaube in primitiven Ritualen, Riten und Zeremonien zum Ausdruck gebracht wurde, bezog er sich auf Fähigkeiten, die weit wünschenswerter waren als jene im nur physiologischen oder stofflichen Bereich, über die man bereits verfügte. Ganz allmählich nur nahm die Zahnpflege den Platz der Zahnverehrung ein.

Der Verlust der Zähne wurde dem der Virilität gleichgesetzt, für den Menschen der Frühzeit bedeutete das gewöhnlich den Tod. Das, was man als die Unzerstörbarkeit der Zähne ansah, legte den Glauben nahe, daß ihnen das Geheimnis des Lebens innewohne, welches sie beim Verlassen des Körpers mit sich fortnahmen. Der überlieferte Brauch, den ersten Zahn eines Kindes ins Feuer zu werfen, ist wohl gleichbedeutend damit, ihn wieder der Sonne zurückzugeben. Da der Zahn unter dem Schutz der Sonne stand, wurden die ihn befallenen Krankheiten häufig als die Feinde der Sonne angesehen, und daher nahm man an, sie seien durch das Wirken einer Schlange, häufiger noch eines Wurmes hervorgerufen, die beide im Ruf des Bösen standen.

Einer weitverbreiteten Annahme zufolge waren Schmerzen und Leiden von den Göttern auferlegt; waren die Götter erst einmal beschwichtigt, so hatten auch die Qualen ein Ende. Irgendwann einmal leidet jeder unter Zahnschmerzen, und so versuchte der Mensch von früher Zeit an, diesen mit am schlimmsten empfundenen Schmerzen beizukommen bzw. ihnen abzuhelfen, sei es durch Extraktion, ablenkende Reizmittel oder verschiedene Medikamente. Die bei weitem populärsten Methoden der Vergangenheit bestanden in Beschwörungen, der Anwendung von Zaubermitteln und Anrufen okkulter Kräfte. Einige dieser Methoden haben bis in unser Jahrhundert überlebt. 1608 bemerkt William Perkins in *A Discourse of the Damned Art of Witchcraft* (Eine Abhandlung über die unselige Hexenkunst): „Zauberei ist ebenso gefragt wie die ärztliche Kunst, und in Notzeiten werden mehr Zauberer denn Ärzte aufgesucht"; eine aktuelle Interpretation dieses Ausspruches stößt vielleicht auf die Sympathie derer, die sich heute noch um die gewohnte altmodische Betreuung am Krankenbett sorgen.

Zwei Ansätze, die von der antiken Sonnenverehrung bis in die uns zugänglichere Vergangenheit hineinreichen, liegen zum einen darin, daß die Schuld dem heimtückischen Wurm, dem Feind der Sonne, zugeschrieben wurde, und zum anderen in den verschiedenen Behandlungsmethoden durch die Maus, einem anderen, der Sonne zugeordneten Geschöpf. Es fällt nicht allzu schwer, den Wurm für die mögliche Ursache des Zahnschmerzes zu halten, sah man doch immer wieder, daß Fäulnis und Verwesung mit kriechenden, wurmartigen Organismen einhergingen. In einigen Sprachen, z. B. im Gälischen und in dem auf der Insel Man gesprochenen Idiom gibt es eine semantische Verbindung zwischen Wurm und Zahnschmerz. Der früheste Hinweis auf einen Wurm im Zahn scheint der auf einem im Britischen Museum befindlichen babylonischen Täfelchen zu sein, auf welchem die Schöpfung beschrieben wird. Als den Geschöpfen ihr Platz zugewiesen wurde, kam der Wurm weinend daher und fragte, wo er denn hingehen solle. Man befahl ihm, in getrockneten Feigen und Aprikosen zu leben, er aber fragte, was ein Wurm darin wohl verloren habe. So bat er: ,,Setzt mich mitten in die Zähne hinein und laßt mich im Zahnfleisch wohnen, so daß ich das Zahnfleisch zerstören kann'' (Abb. 1).

Nach dem Grundsatz, daß Gleiches mit Gleichem zu heilen sei, rückte man solchen ,,Zahnwürmern'' mit Präparaten zu Leibe, die aus Würmern, Maden, Raupen und anderen Kreaturen dieser Art zusammengestellt wurden. Im antiken Rom waren Räucherungen mit Bilsenkraut, ,,um Maden zu töten'', sehr verbreitet. Eine Behandlungsmethode im England des 10. Jahrhunderts lautete wie folgt: ,,Bei Zahnwürmern nehme man gemahlene Eicheln und Bilsenkrautsamen und Wachs zu gleichen Teilen, vermenge diese, verarbeite sie zu einer Wachskerze und brenne sie an, bis ihr Rauch in den Mund steigt. Man lege ein schwarzes Tuch darunter, dann fallen die Würmer dort hinein.'' John of Gaddesden (1280–1361), einer der bekanntesten Ärzte des Mittelalters, glaubte fest an das Vorhandensein von Zahnwürmern. Jacques Houllier (1498–1562), der Autor einer *Chirurgia* (1555), war der erste, der die Praxis des Ausräucherns anzweifelte. Er nahm an, daß es einige Vorkommen von Maden im Mund oder Käsemilben in der Zahnhöhle gewesen sein könnten, die dazu geführt haben, daß einfältige und unbedachte Menschen diese für die Ursache des Zahnverfalls hielten. Wenige werden richtig hingeschaut haben. In Shakespeares *Viel Lärm um Nichts* sagt Don Pedro: ,,Was! Um Zahnweh seufzen?'', worauf Leonato erwidert: ,,Was doch nur ein Fluß oder ein Wurm ist?'' Es gibt Berichte aus der Zeit um das 18. Jahrhundert, die besagen, daß ein gezogener Zahn in ein Glas Wasser gelegt wurde, woraufhin man einen Wurm aus dem Zahn kriechen und fortschwimmen sah. Möglicherweise gab ein gespaltener Zahn einen Nerv frei, der seiner Gestalt nach für einen Wurm gehalten werden konnte. Zeitgenössische Geschichten berichten über quacksalberische Zahnzieher, die unter ihren Fingernägeln winzige Röllchen weißen Papieres verbargen, die sie ihren Patienten in den Mund legten, worauf diese sie dann natürlich wieder auspien. So sah man das Vorhandensein von Würmern als erwiesen an.

Im alten Ägypten wurde die Maus als unter dem unmittelbaren

Schutz der Sonne stehend und als ein Gegengift zum Tode angesehen. Nach dem Absinken des Nils tauchten Scharen von Mäusen im Nilschlamm auf, woraus abgeleitet wurde, daß sie unmittelbar und spontan von der Sonne geschaffen und deren Geschöpfe seien. Daher kommt die Maus in vielen Heilmitteln und Behandlungsmethoden gegen den Zahnschmerz und gegen Mundgeruch vor, sah man doch, daß sie selbst über starke und schöne Zähne verfügte. Die Ägypter pflegten den Körper einer lebenden Maus in der Mitte zu spalten und legten ihn, noch warm, an das Zahnfleisch eines Patienten. In Ägypten fand man in den Körpern von Kindern, die um 5000 bis 4000 v. Chr. begraben wurden, Überreste unverdauter Mäuse. Die Wertschätzung der Maus breitete sich auch auf andere Kulturen aus. Der römische Schriftsteller und Geschichtsschreiber Plinius erwähnte die Mäusetherapie und schlug vor, sich zweimal im Monat durch den Verzehr einer Maus vor Zahnschmerzen zu schützen. Heilmethoden, in denen Mäuse vorkommen, tauchten auch noch zu Anfang dieses Jahrhunderts auf.

Aber nicht nur die alten heidnischen Kulte beschäftigten sich mit dem Zahn, sondern auch die monotheistischen Religionen leisteten ihren Beitrag zu diesem Thema. Der Talmud gibt die Auffassung von dem alten Zusammenhang zwischen der Stärke eines Menschen und der Beschaffenheit seiner Zähne wieder; und in der Tat genügte der Verlust eines oder mehrerer Zähne, um einen Priester vom Tempeldienst auszuschließen. Zähne galten im Talmud als unvergänglich, und gegen Zahnschmerzen wurden Knoblauch, Obstsäfte und Heuschreckeneier empfohlen. Im mosaischen Gesetz wurde der Verlust eines Zahnes als so bedeutend gewertet, daß dieser Verlust, durch Gewalt hervorgerufen, nur durch ,,Zahn um Zahn'' vergolten werden konnte. Mohammed gab Ratschläge zur Pflege der Zähne, und im Mittelalter beschäftigte sich auch die christliche Kirche ausdrücklich mit diesem Problem.

In der Regel waren die Menschen der Vergangenheit den Schmerzen gegenüber recht unempfindlich, die Aufdringlichkeit des Zahnschmerzes kann jedoch gar nicht überschätzt werden. Die Menschen litten in einem Maße, das uns heute unvorstellbar ist. Ein von erbarmungslosen Schmerzen geplagter, einfacher Mensch vom Lande mußte mitunter Monate warten, bis endlich der fahrende Zahnzieher auf dem nächsten Jahrmarkt erschien, um ihm Linderung zu verschaffen; es gibt viele Hinweise und Bezüge auf die Qualen solcher Menschen. Eine mittelalterliche Geschichte erzählt von einem Kind, das von einer Schlange gebissen wurde und weinte. Ein Vorübergehender sagte zu ihm: ,,Ist das alles? Ich dachte schon, Du hättest Zahnweh.'' Und ein altes ungarisches Sprichwort sagt: ,,Adam hat den Apfel gegessen, und unsere Zähne schmerzen noch davon'' (Abb. 2).

Während es im Zusammenhang mit der Medizin etwa 100 Heilige gibt, sind es doch sehr wenige in der Zahnheilkunde. Bruno Floria meint, dies müsse wohl an der Heftigkeit der Zahnschmerzen liegen, die dem Leidenden nicht genügend Zeit ließen, zum Gebet auf die Knie zu sinken. Die heilige Apollonia – man beachte auch hier ihren auf die Sonne (Apollon) bezogenen Namen – ist es, die zur Schutz-

2 Mittelalterliches Kapitell im südlichen Querschiff der Kathedrale in Wells: die Bedeutung des Zahnschmerzes im zeitgenössischen Leben. (Dekan und Kapitel, Wells Cathedral).

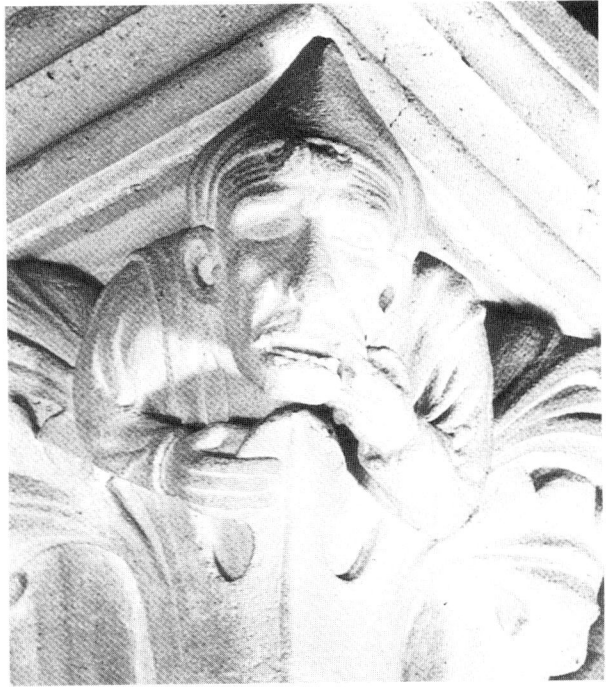

heiligen der Zahnärzte und der unter Zahnschmerzen Leidenden wurde. Sie wurde in Alexandria geboren und starb 249 den Märtyrertod. Bevor man sie verbrannte, brach man ihr die Kiefer und schlug ihr die Zähne aus.[2] Im späteren Mittelalter pilgerte man zu den Schreinen, in denen auch heute noch ihre Zähne aufbewahrt werden; ihr Mund muß offensichtlich von wahrhaft übernatürlicher Beschaffenheit gewesen sein, denn nach der Zahl der als Reliquien aufbewahrten Zähne zu urteilen, hat er deren weit mehr als nur 32 enthalten. Die Böhmen meinten, daß man für den Rest des Jahres von Zahnschmerzen verschont bleibe, wenn man am 9. Februar – ihrem Festtag – faste. Das nachstehende Gedicht aus Bayern legt Zeugnis von der Angst vor dem unnachgiebigen Zahnweh ab, und auch hier liegt die Vorstellung zugrunde, daß dieses als Bestrafung für einen Frevel auferlegt wurde:

„Apollonia vom Bayernland,
ich hebe meine rechte Hand
Und schwöre dir zu zehn Kerzen,
Nimmst du mir meine Zahnschmerzen."[3]

Auf Darstellungen der heiligen Apollonia (Abb. 3 und 4) in der mittelalterlichen Malerei wird die Zahnheilkunde viel mehr als eine Angelegenheit von Instrumenten denn von Zaubertränken dargestellt, obwohl die uns überlieferten Bräuche diesen Eindruck nicht erwecken. Gewöhnlich suchte man Zuflucht bei Zaubersprüchen und Beschwörungsformeln, die gelegentlich von Aderlässen begleitet waren. Ein Zauberspruch in der Kathedrale von Hereford lautet wie folgt:

1 Einführung

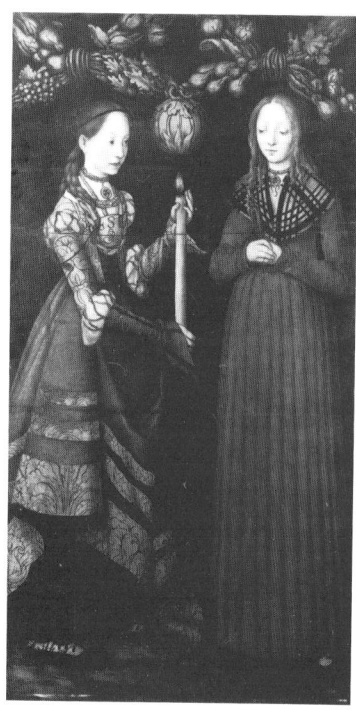

3 *Die hl. Genoveva (Schutzheilige von Paris) und die hl. Apollonia mit Zange und Zahn. Lukas Cranach, 1506. (National Gallery, London).*

Maria saß weinend auf einem Stein. Jesus kam zu ihr und sagte: „O meine Mutter, warum bist du so sorgenvoll und warum sitzt du hier?" Sie entgegnete: „Mein Sohn, meine Zähne schmerzen so sehr, daß ich weder schlafen noch wachen kann". Jesus sagte: „Erhebe dich und komm. Weder du noch irgendein anderer Mensch soll Schmerz erleiden, sobald du diese Worte vernommen hast."

Ein im Mittelalter weitverbreiteter Glaube besagte, daß ein spezieller Gegenstand, in einem Beutel um den Hals gehängt, den Zahnschmerz in dem Maße abklingen ließ, wie dieser Gegenstand sich zersetzte. Dieser Glaube reichte sogar noch bis in unser Jahrhundert hinein; in Yorkshire war es ein Stück Fleisch, in Norfolk ein Stück Brot. Viele der Zaubermittel, „Zahnschmerzzettelchen" genannt, bestanden aus versiegelten Papierstückchen, die von der befallenen Person am Körper getragen werden und versiegelt bleiben mußten. Der Glaube an verderbliche Zauberkräfte war ebenfalls verbreitet: In vielen Teilen der Erde trug man den Zahn eines Tieres als Amulett, und heute noch kann ein Araber seinem Kamel einen Hyänenzahn umhängen, wodurch dieses seine Stärke bewahren soll. Die von Kindern verlorenen ersten Zähne wurden in die Nähe von Mauselöchern gelegt, damit die zweiten so stark wie die dieses Nagetieres würden. In der Regierungszeit von Queen Anne erschien folgende Zeitungsannonce: „Verloren – Vor ungefähr zwei Monaten, ein Ring mit eingefaßtem Zahn. Wer immer ihn an Mr. Green, Goldschmied in den Minories, zurückbringt, wird seinen Gegenwert erhalten." Möglicherweise handelte es sich um den verlorenen ersten Zahn eines Kindes, von dem man glaubte, daß er die Mutter vor Gebärmutterschmerzen bewahre.

Spuren des alten Glaubens an die Dauerhaftigkeit des Zahnes können noch in solchen Bräuchen gefunden werden, in denen der Zahnschmerz mit Dingen behandelt wird, die in Verbindung mit dem Tode stehen, wie zum Beispiel ein Sargnagel, ein Zahn von einer Leiche oder Moos vom Kopf einer Leiche. Goya, der spanische Maler des 18. Jahrhunderts, sagte: „Zähne von Gehenkten sind ungewöhnlich wirkungsvoll in der Hexenkunst, denn ohne sie kann man gar nichts Vernünftiges machen." Eines seiner Gemälde zeigt eine Frau, die einen Schal über ihr abgewandtes Gesicht hält und zum Galgen herauflangt, um einem Gehenkten die Zähne aus dem Mund zu ziehen. Auch glaubte man, den Schmerz auf einen toten Gegenstand übertragen zu können. Der römische Geschichtsschreiber Livius berichtet von dem damals sehr gängigen Brauch, den Schmerz an einen Baum zu nageln. In Friedrichshagen umkreisten die Leidenden einen Birnbaum und berührten ihn, wobei sie dreimal einen Zauberspruch wiederholten; ein Tier konnte zum Auffänger für den Schmerz gemacht werden: „Spucke in das Maul eines Frosches und befehle ihm, mit dem Schmerz zu verschwinden." In Braunschweig schrieb man dem Schmerz die Nachricht an die Tür, er möge wieder fortgehen, niemand sei zu Hause. In vielen Zauberformeln wurde der Mond angerufen – wahrscheinlich als Gegenspieler der Sonne.

Andere Bräuche wiederum standen in engerem Zusammenhang mit der Kirche. Spülte man einem soeben getauften Kind den Mund